TRAITÉ

DES EAUX MINÉRALES

DE GRÉOULX,

EN PROVENCE (BASSES-ALPES).

TRAITÉ
DES EAUX MINÉRALES
DE GRÉOULX,

EN PROVENCE (BASSES-ALPES),

PAR DARLUC,

DOCTEUR EN MÉDECINE, PROFESSEUR DE BOTANIQUE,
DE L'UNIVERSITÉ D'AIX, DE LA SOCIÉTÉ ROYALE
DE MÉDECINE, ETC. ;.

AUGMENTÉ DE L'ANALYSE CHIMIQUE,

PAR M. LAURENS, PHARMACIEN EN CHEF DE L'HÔTEL-DIEU
DE MARSEILLE.

NOUVELLE ÉDITION,

AUGMENTÉE DE PLUSIEURS OBSERVATIONS,

PAR M. DOUX,

DOCTEUR EN MÉDECINE, INSPECTEUR DU GOUVERNEMENT
AUPRÈS DE L'ÉTABLISSEMENT, MEMBRE DE PLUSIEURS SO-
CIÉTÉS SAVANTES, ETC.

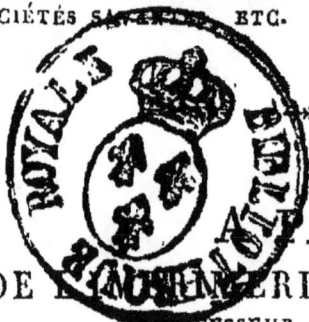

PARIS,

DE L'IMPRIMERIE D'ANTH. BOUCHER,
SUCCESSEUR DE L. G. MICHAUD,
RUE DES BONS-ENFANTS, N°. 34.

—

1821.

AVERTISSEMENT.

La célébrité des eaux minérales de Gréoulx augmente chaque année. Chaque année le nombre des malades s'accroît, et néanmoins nous n'avons depuis long-temps aucun résultat des observations qu'ont pu recueillir les médecins qui ont été successivement inspecteurs de cet établissement. Il était essentiel de faire connaître l'efficacité d'un moyen contre tant d'affections de divers genres, et dont les articles très courts, insérés dans les traités généraux des eaux minérales de la France,

ne donnent qu'une faible idée.
Nous avons donc cru devoir
faire une nouvelle édition d'un
ouvrage, déjà ancien à la vérité,
mais dont le mérite n'est pas moins
réel. Notre pratique nous ayant
fourni quelques faits précieux,
nous n'avons pas craint de les joindre à ceux de l'auteur, en même
temps que nous rappelions le
fruit de sa propre expérience. Sans
doute nous avons été obligé de
retrancher plusieurs choses qui se
ressentaient du temps où a été écrit
cet ouvrage, et d'en ajouter certaines par rapport aux progrès des
sciences; mais ces dernières ne
sont qu'accessoires, et ne chan-
gent en rien le sujet. Ni l'analyse
chimique d'une eau minérale, ni

ses qualités physiques connues ne peuvent nous fournir des données certaines sur le mode d'action de ce moyen thérapeutique. Ces connaissances ne nous donnent que des idées générales; c'est à l'expérience seule à prononcer. La meilleure manière de connaître un médicament, a dit Bordeu, c'est d'observer les phénomènes qu'il produit, de voir les liaisons qu'ont ces phénomènes entr'eux, et de les comparer. C'est la marche que nous suivrons dans l'examen ultérieur des eaux de Gréoulx. Nous avons beaucoup à faire, nous ne l'ignorons point, pour apprécier tous les avantages que nous offre un moyen, qui souvent est l'unique ressource dans certains cas, et de fixer ceux où il convient rigoureusement. Nous attendons tout de notre propre expérience; maintenant nous n'avançons que ce qu'elle a déjà fourni à notre auteur et à nous. Quant aux citations que nous avons faites, elles n'ont été multipliées que dans le dessein de rendre notre travail plus complet et plus utile.

TRAITÉ

DES EAUX MINÉRALES

DE GRÉOULX.

CHAPITRE PREMIER.

HISTOIRE DES EAUX DE GRÉOULX.

Oɴ ignore parfaitement dans quel siècle les eaux de Gréoulx acquirent de la réputation et devinrent célèbres. A en juger par le goût que les Romains eurent de tous les temps pour les bains chauds, dont ils faisaient un usage, non-seulement pour la propreté du corps, mais encore pour les maladies, on ne peut qu'assigner à leur découverte une époque fort reculée. On a trouvé, en creusant sous les décombres, des édifices ruinés auprés des bains, de vieux restes d'une maçonnerie ancienne, et comparable, par sa fermeté et sa durée, aux monuments d'architecture que les vainqueurs des Gaules érigèrent de toutes parts ; des inscriptions gravées sur la pierre en honneur des nymphes ou des divinités prétendues des sources minérales ; un temple dont les pierres, encore existantes, ont servi à construire des maisons ; tout cela indique que les eaux de Gréoulx étaient connues et fréquentées dans la plus haute antiquité, et que les Romains, pendant leur domination dans les Gaules, avaient établi des bains à l'entour, et les avaient mis en aussi grande réputation que les eaux de Sextius, préconisées par Strabon, qui coulent encore dans la ville d'Aix, celles de Digne, et plusieurs autres sources également fréquentées dans la province.

Mais les malheurs du temps, la perver-

sion des mœurs, un luxe effréné, opérèrent la décadence et la chute de l'empire romain. Les barbares, abandonnant
les régions du nord et les vastes contrées
de l'Asie septentrionale, fondirent sur un
peuple déjà vaincu par la mollesse; ils
envahirent les pays tempérés de l'Europe
et les côtes de l'Afrique. Plusieurs états
s'élevèrent successivement sur les débris
d'un empire écrasé par sa propre puissance. La face de l'univers fut changée;
les vaincus oublièrent leurs anciens maîtres, leurs modes, leurs goûts. Les bains,
les édifices publics, élevés avec tant de
soin par les Romains, les arcs de triom-
phe, monument de leur gloire passée,
furent démolis, ruinés, et la plupart des
sources d'eaux minérales, tombées en
discrédit, demeurèrent dans l'oubli, jusqu'à ce que des temps plus heureux nous
firent de nouveau reconnaître ces trésors.

Nous avons des preuves certaines que
les eaux minérales de Gréoulx, après

avoir subi ces différentes révolutions,
commencèrent à devenir célèbres sous
les Templiers. On sait que cet ordre re-
ligieux, qui avait fait de grandes acquisi-
tions en France, dans les douzième et trei-
zième siècles, possédait en propre une
quantité de terres et domaines seigneu-
riaux : le village de Gréoulx était sous sa
dépendance; le château occupait l'emplacement de celui qu'on y voit aujour-
d'hui. Les chevaliers accoutumés, à
l'exemple des Orientaux, à se baigner
plus souvent qu'on ne fait en Europe,
trouvant une source d'eau chaude à
Gréoulx, firent construire des bains, à
côté desquels ils érigèrent un hospice où
l'on transportait les malades de tous les
pays : il existe encore des vestiges de ce
bâtiment. C'est ainsi que les eaux thermales jouirent de leur réputation, jusqu'au moment des guerres civiles qui dé-
solèrent la province, et opérèrent une
nouvelle destruction des bains. La situa-

tion du lieu permettant aux habitants de
se fortifier, ils se rendirent redoutables
à leurs voisins. Ceux-ci ne purent jamais
les expulser de leur fort, dont on admire
encore les vestiges ; mais ils crurent se
venger et les bien punir, en renversant
les bains de fond en comble, et en dé-
truisant une source qui était une espèce
de trésor pour les habitants de Gréoulx.

Ainsi tombèrent dans l'oubli ces eaux
précieuses. Ensevelies depuis sous les décombres des édifices renversés, elles se
divisèrent de part et d'autre, et se perdi-
rent tout-à-fait. Au milieu du siècle dernier (1), le hasard les fit reparaître à
l'extrémité d'une prairie, voisine du che-
min de Riez, qui conduit à Aix. On reconnut que c'était la même source dont
on regrettait la perte depuis long-temps.
Les curieux, les savants y accoururent ;

_____

(1) 1650.

les médecins du voisinage, un professeur
d'Aix, écrivirent à ce sujet ; ils firent des
expériences, y envoyèrent des malades.
Le succès répondit à leur attente, et les
eaux jouirent de leur première célébrité.
Alors le propriétaire des anciennes ma-
sures des bains, voyant qu'il pouvait tirer
un grand avantage de cette source, et la
rendre utile à l'humanité, chercha des
éclaircissements, consulta des mémoires
qu'il trouva à Gréoulx, reconnut les vertus de ces eaux, les ramassa avec soin, et
se procura par ce moyen une source très
abondante qu'il renferma dans un bâtiment qui s'est accru successivement.

Le village de Gréoulx est dans la partie moyenne de la province, au diocèse
de Riez, à trois lieues de cette ville, et à
sept à huit lieues d'Aix. La douceur de
son climat, la variété de ses productions
et la beauté de son terroir, coupé de part
et d'autre par des coteaux couverts de
plantations et de vignobles, rendent son

emplacement très agréable. La source
minérale n'est pas bien éloignée du village : on y arrive par plusieurs allées de
platanes. Le Verdon coule en dessous, à
bien peu de distance, en suivant la direction du levant au couchant. Toujours res-
serré, depuis sa source, dans un lit que la
nature lui a formé entre des hautes mon-
tagnes calcaires, cette rivière n'en fran-
chit les bornes étroites qu'en entrant dans
le terroir de Gréoulx. Ici elle semble se
dédommager de sa contrainte. Elle s'é-
tend bien avant dans la plaine, formant
des angles, des sinuosités, jusqu'à une
lieue au-delà, où elle se jette dans la Durance. Quelquefois même, dans ses débordements, elle prend sur les champs
voisins, et les couvre de sable et d'un li-
mon fertile qui favorise beaucoup la vé-
gétation.

Les eaux minérales s'élèvent du fond
de la terre, et forment une source qui
coule toujours également dans les diver-

ses saisons de l'année. Elle est avoisinée
par un petit ruisseau qui va se jeter dans
le Verdon ; les eaux sont versées, immédiatement en sortant des bains, dans ce
ruisseau, dont la direction est du nord
au midi. Il est presque toujours à sec en
été ; mais les orages et les eaux pluviales
qui s'écoulent des coteaux voisins, le
grossissent si fort, qu'il devient un tor-
rent. Un pont que les états de la province y ont fait construire avec des murs
d'épaulement, y garantit les terres voisi-
nes et les bains, de ses débordements.

De petits rameaux d'eaux minérales,
dévoyés de leur source commune, sourdent plus avant dans les terres, et vont
se jeter encore dans le ruisseau, où ils
déposent quantité de flocons bitumineux ;
on présume d'abord que l'eau minérale
parcourt beaucoup de terrain, et vient
des coteaux les plus éloignés avant de
jaillir au dehors : cependant à l'aspect du
bitume noirâtre, qui n'est presque point

décomposé dans l'eau stagnante de ces rameaux dévoyés, on peut fort bien conjec
turer que la mine de ce fossile, qui tient de
la nature du charbon sulfureux minéral,
ou du jayet, n'en est pas bien éloignée.
Il y a d'ailleurs tant de conformité entre
les coteaux de Gréoulx, tirant au nord
jusqu'à la Durance, avec ceux de Manos-
que, Dauphin et St.-Martin, au bas desquels on voit jaillir des fontaines salantes,
des sources d'eau minérale bitumineuse
et sulfureuse ; leurs couches se ressem-
blent si fort, que l'on ne doit pas être
surpris de trouver au pied de ceux-là une
source beaucoup plus précieuse, et dont
les propriétés sont si bien constatées.

La fontaine minérale de Gréoulx est
fort profonde, comme nous avons dit ;
elle s'élève de bas en haut. On a pratiqué
une espèce de puits couvert d'un chapi-
teau, au-dessous duquel on a laissé des
ouvertures horizontales pour diriger le
cours des eaux, qui sourdent du sein de

2.

la terre, à la profondeur de plus de vingt
pieds, et c'est de là qu'elles se répandent
dans les bains. L'eau est si abondante,
qu'elle fournit à ces bains, dans lesquels
elle coule sans cesse et se renouvelle en
très peu de temps, à trois douches des-
cendantes et à une ascendante; en outre
un tuyau, du calibre de celui d'un fusil,
pour l'usage des buveurs, est toujours
ouvert : cette dernière eau se perd; et,
pour les bains de vapeurs, on dirige l'eau
du côté de la pièce destinée à cet usage,
en fermant les autres ouvertures.

CHAPITRE II.

CARACTÈRES PHYSIQUES ET CHIMIQUES DE L'EAU MINÉRALE DE GRÉOULX.

Caractères physiques de l'Eau minérale.

L'EAU de Gréoulx est claire, limpide et sans couleur ; reçue dans un vase trans-parent, elle offre quelques petites bulles, qui, s'élançant du fond du vase, viennent crever à la surface du liquide : celui-ci présente le même phénomène à l'endroit d'où il sort ; dans ce dernier cas, cependant, l'existence de ces bulles est plus sensible ; et si on examine attentivement l'eau minérale, on y aperçoit de temps en temps quelques bulles beaucoup plus volumineuses, dont le dégagement déter-

mine une agitation bien marquée à sa surface.

C'est en vain que nous avons cherché
à obtenir quelques-unes de ces bulles, à
l'aide d'une cloche, leur dégagement de
l'eau minérale sur des points indéter-
minés de celle-ci s'y est constamment
opposé.

L'eau exhale une odeur bien marquée,
qui se manifeste lorsqu'on est près de la
source; cette odeur, que diverses personnes désignent à Gréoulx sous le nom
d'odeur de soufre, fait de suite reconnaître au chimiste l'existence du gaz hydrogène sulfuré, gaz de la présence duquel
il n'est plus permis de douter, en connais-
sant quelques-uns des effets chimiques
qu'on voit naître dans les lieux que l'eau
entoure : le cuivre et l'argent y perdent
leur brillant métallique, et brunissent.
L'action de ce gaz n'est point inconnue
aux personnes qui habitent le local des
bains ; aussi ont-elles soin de garantir,

autant que possible, du contact de l'air, l'argenterie de leur table qu'elles voient sans cesse se colorer et brunir lorsque la même précaution n'est pas mise en usage. C'est ainsi encore qu'il arrive que des montres retardent et s'arrêtent même quelquefois lorsqu'elles sont exposées à l'action de ce gaz. Par la même raison, une femme qui ferait usage d'un fard métallique, serait exposée à voir sa figure noircir du moment qu'elle approcherait de la source sulfureuse, ou qu'elle entrerait dans le bain (1).

L'eau minérale offre aussi un goût qui y décèle, ainsi que l'odeur, la présence du gaz hydrogène sulfuré. Ce goût, au

(1) On conçoit facilement la cause de ces phénomènes, par la formation des hydro-sulfures, auxquels donne lieu l'action du gaz hydrogène sulfuré sur le cuivre qui compose les roues des montres, et sur les substances saturnines qui entrent dans la composition ordinaire du fard.

reste, est peu prononcé; et s'il inspire à
quelques personnes qui boivent de l'eau
minérale de l'aversion pour celle-ci , on
doit plutôt en attribuer la cause à l'action
qu'exerce sur le sens de l'odorat, le gaz
hydrogène sulfuré qui entoure la source
de l'eau minérale , qu'à celle qu'exerce le
même gaz sur l'organe du goût.

L'odeur et la saveur désignées, dispa-
raissent facilement par le contact de l'air.
Il suffit d'exposer l'eau à l'action de celui-
ci, pendant une heure, pour qu'elle per-
de l'odeur et la saveur qui la caractéri-
sent à son issue de la source. Ainsi privée
de l'hydrogène sulfuré qu'elle contenait,
l'eau ne présente plus qu'un goût salé,
mêlé d'astriction : cette saveur salée est
bien reconnue aux bains de Gréoulx, où
nous avons vu quelques personnes pré-
parer leur potage avec de l'eau minérale,
sans y ajouter du muriate de soude, sel
constamment employé dans nos pays,
pour corriger la fadeur des aliments.

Nous devons ajouter ici, qu'à quelques pas de la source de l'eau minérale, sourd un filet de celle-ci, qui revêt les pierres qu'elle mouille, de petits cristaux que la saveur seule fait reconnaître pour du muriate de soude.

L'astriction que l'eau de Gréoulx offre encore, lorsqu'on examine sa saveur, est bien sensible ; elle fut indiquée, il y a plusieurs années, par le docteur Esparron qui, parlant de cette eau minérale, s'exprime ainsi : « Elle imprime aux dents » une espèce d'âpreté et de stipticité » semblable à celle que procure le vitriol » bleu quand on en touche les apthes de » la bouche, et y laisse une fraîcheur » agréable, qui dure même assez de » temps (1). »

―――――――――――――

(1) Ce fut d'après cette propriété physique qu'il admit l'existence du fer dans l'eau de Gréoulx. Nous verrons dans la suite que cette saveur ne peut être due qu'à l'acide carbonique libre que contient l'eau minérale.

Diverses personnes que nous avons consultées sur cette saveur de l'eau minérale, y ont reconnu celle indiquée ci-dessus.

Cette eau est, comme nous l'avons dit, limpide et transparente; sa transparence ne disparaît point lorsqu'on la garde dans des bouteilles bien fermées. Nous en avons conservé pendant plusieurs mois sans qu'elle ait éprouvé d'altération sensible. Nous ne voulons point, au reste, en désignant l'inaltérabilité apparente de l'eau minérale, parler de l'odeur qu'elle exhale; cette odeur s'affaiblit dans le cas cité, et devient même nulle lorsque l'eau a été transportée loin de la source, ou que des vases la recèlent depuis long-temps. Quoique l'eau ainsi conservée n'éprouve pas d'altération bien marquée, nous devons pourtant indiquer ici l'existence de quelques atomes d'un corps floconneux qu'elle laisse déposer au fond des vases qui la renferment. Les petits corps

dont nous voulons parler sont filamenteux et très onctueux au toucher. Ils ap-
partiennent évidemment aux substances
organiques. L'acide sulfurique dégage du
gaz hydrogène sulfuré de ces flocons, et
y occasionne une légère effervescence.
Ce dernier phénomène est dû au carbonate de chaux entraîné par ces flocons.
On observe plutôt l'existence de ces petits filaments dans l'eau sur laquelle l'action de l'air atmosphérique s'est exercée.
Dans ce dernier cas, la quantité de carbonate calcaire est plus sensible. Voici,
à ce sujet, les faits que nous a fournis l'expérience.

Nous avons mis dans un vase à large
ouverture, de l'eau minérale, qui a été
ensuite exposée au contact de l'air pendant quatre mois. Ayant examiné l'eau
après ce temps, nous avons trouvé une
pellicule saline à sa surface; l'examen
du fond du liquide offrait aussi un dépôt
de la même nature, que nous avons re-

connu pour du carbonate de chaux. Ce carbonate calcaire que nous avons déjà indiqué, était mêlé avec les petits filaments dont il a été question. L'acide sulfurique en dégageait aussi du gaz hydrogène sulfuré.

C'est sans doute à la présence de ces petits corps filamenteux, dont la propriété savonneuse tactile a été désignée, qu'est due l'onctuosité qu'offre l'eau minérale, et qu'on distingue quand on boit celle-ci à son issue de la source, ou lorsqu'on en fait usage pour des bains.

L'existence de ces petits filaments, au reste, que l'eau dépose, est, comme nous l'avons déjà observé, peu sensible. Ce n'en est point de même dans les bains qui avoisinent la source ; ici des flocons nombreux en couvrent le sol, qu'ils rendent très glissant. Les parois des conduits qui y dirigent l'eau minérale en sont aussi tapissées.

La température de l'eau de Gréoulx ne

varie jamais bien sensiblement. Cette eau
est constamment chaude; le thermomètre
Réaumurien s'y élève jusqu'à trente-deux
degrés; aussi voit-on des nuages rendus
plus ou moins sensibles par le contact de
l'air, entourer la source, et donner naissance, en se condensant sur les parois de
la voûte qui la recèlent, à ces gouttes
d'eau qui en tombent de temps en temps.
Sa pesanteur, comparée à celle de l'eau
distillée, ne s'éloigne point d'une manière tranchée de celle qui appartient à cette
dernière. L'aréomètre de Baumé ne s'y
enfonce qu'un peu au-dessous de zéro.

Caractères chimiques.

Pour énoncer les divers phénomènes
qu'offre l'examen des caractères chimiques de l'eau minérale, nous examinerons
ceux que l'eau présente lorsqu'on la traite
avec des réactifs à son issue de la source,

2..

et nous indiquerons en même temps de quelle manière elle se comporte avec ces réactifs, lorsqu'elle a été privée de l'hydrogène sulfuré par le contact de l'air.

Il est, nous croyons, nécessaire d'examiner l'eau sous ces deux états, afin de pouvoir apprécier d'une manière exacte la cause des phénomènes compliqués que détermine la présence du gaz hydrogène sulfuré dans l'emploi de quelques substances réactives.

Voici les propriétés chimiques que présente l'eau minérale : à son issue de la source, elle rougit bien sensiblement la teinture de tournesol. Si l'eau a éprouvé le contact de l'air pendant quelques jours, le même effet paraît d'abord ne plus avoir lieu ; cependant, lorsque la teinture bleue est étendue de beaucoup d'eau minérale, celle-ci la fait encore tourner au rouge. Traitée avec l'acide acétique, l'eau n'éprouve pas d'effet bien marqué ; sa transparence n'est point troublée.

L'acide sulfurique paraît produire une légère effervescence, et donne, vingt-quatre heures après, quelques atomes d'un précipité blanc, que ses propriétés chimiques font reconnaître pour du sulfate de chaux.

L'acide muriatique oxigéné détruit tout-à-coup l'odeur que l'eau exhale. Cette dernière n'éprouve, pendant l'action de cette substance oxiphore, aucun changement bien sensible dans la transparence qu'elle affecte.

L'acide gallique ne produit aucun effet qui puisse faire soupçonner l'existence du fer, que quelques-uns ont admis. Disons-en autant du prussiate calcaire, dont les effets sur l'eau minérale ne permettent point d'admettre du fer dans cette dernière.

L'eau de chaux fait disparaître promptement l'odeur de l'eau minérale ; elle en trouble la transparence, et détermine la formation d'un précipité abondant. Ce

précipité, qui affecte une couleur grisâtre,
n'offre pas de saveur bien prononcée. Attaqué par l'acide muriatique, celui-ci le
dissout avec effervescence , et donne une
dissolution dans laquelle les réactifs décèlent l'existence de la chaux et de la magnésie.

L'ammoniaque fournit encore un précipité dont les propriétés se rapprochent
de celui donné par l'eau de chaux. Mis en
contact avec l'acide muriatique, il s'y
dissout avec effervescence. Diverses expériences prouvent qu'il est composé de
carbonate calcaire et d'un peu de magnésie.

Ajoutons ici que ce précipité est moins
abondant que celui fourni par le réactif
précédent (1).

_____

(1) On conçoit facilement la cause de la différence
qu'offrent, dans leurs quantités, les précipités que
l'eau de chaux et l'ammoniaque séparent de l'eau minérale. Si l'on ajoute à celle-ci de l'eau de chaux, elle

La potasse louchit l'eau minérale, et produit un précipité insoluble dans l'excès de l'alcali ajouté, et que l'acide muriatique attaque aussi avec effervescence.

Le muriate barytique fournit un précipité d'un blanc jaunâtre, que ses propriétés chimiques, et entre autres son insolubilité dans l'acide nitrique, font reconnaître pour du sulfate de baryte.

---

dépose du carbonate calcaire dont la masse se compose d'une partie de ce sel déjà existant dans l'eau, et d'une autre partie formée par l'action de l'acide carbonique libre sur l'eau de chaux employée comme réactif. On ne trouve point les mêmes effets dans l'ammoniaque qui, agissant sur l'acide carbonique libre, donne naissance à un sel dont la dissolubilité diminue la masse du carbonate calcaire, obtenue dans le cas précédent.

Observons ici que le carbonate de chaux déposé spontanément par l'eau minérale, lorsque celle-ci est exposée pendant quelque temps à l'action de l'air, reconnaît pour cause la soustraction de l'acide carbonique libre, opérée par le fluide aérien.

L'oxalate ammoniacal forme dans l'eau des stries bien prononcées. Le précipité d'oxalate calcaire, à la formation duquel il donne lieu, est blanc et abondant. Telle est encore l'action du phosphate de soude. Ce dernier trouble promptement l'eau, et occasionne un précipité blanc.

Le nitrate d'argent agit d'une manière très active; il détruit promptement l'odeur de l'eau, la trouble, et produit un précipité lourd, caséiforme, et d'une couleur brunâtre.

L'acétate de plomb fournit également un précipité brun. Si l'action du même réactif s'exerce sur l'eau privée d'hydrogène sulfuré, le précipité qu'on obtient est blanc. Lorsqu'on l'examine sous ce dernier état, on trouve qu'il fait effervescence avec l'acide acétique dans lequel la plus grande partie de sa masse se dissout. Soumis à diverses autres expériences, celles-ci y décèlent l'existence des sulfate, muriate et carbonate de plomb.

Le nitrate de mercure trouble fortement l'eau minérale ; il fournit, si celle-ci
est privée d'hydrogène sulfuré, un précipité dans lequel on trouve du sulfate et
muriate à base du même métal. Ce précipité est coloré par du soufre, si l'action
du réactif s'exerce sur l'eau puisée depuis
peu d'instants.

En rappelant maintenant les divers
faits que fournit l'examen physico-chi-
mique de l'eau minérale, on trouve que
celle-ci contient :

1°. Du gaz hydrogène sulfuré, décélé
par l'odeur que l'eau minérale exhale, et
par l'action qu'exercent sur cette dernière
l'acétate de plomb et les nitrates d'argent
et de mercure ;

2°. De l'acide carbonique reconnu par
la teinture de tournesol et par le carbonate calcaire, dont l'eau de chaux détermine la formation (1);

_____

(1) La couleur rouge qu'acquiert la teinture de

3º. De l'acide sulfurique dont l'existence est rendue sensible par le muriate barytique, l'acétate de plomb et les nitrates d'argent et de mercure;

4º. De l'acide muriatique dont la présence est encore prouvée par l'acétate de plomb, ainsi que par le mercure et l'argent nitratés;

5º. De la magnésie, que l'eau de chaux et l'ammoniaque précipitent;

6º. De la chaux que nous annoncent l'acide sulfurique, l'oxalate ammoniacal et le phosphate de soude.

L'eau minérale contient donc des sulfates, des muriates et des carbonates, à base de chaux et de magnésie, dont l'or-

---

tournesol, peut aussi être attribuée au gaz hydrogène sulfuré; mais on doit observer qu'elle peut également reconnaître pour cause l'existence de l'acide carbonique libre, puisque l'eau minérale rougit la teinture bleue, lorsqu'elle a été privée de l'hydrogène sulfuré par le contact de l'air.

dre qu'ils suivent dans leurs combinaisons
reste à déterminer. Observons, d'ailleurs,
que l'eau minérale contient du carbonate
calcaire et du muriate de soude (1), sel

---

(1) Le gaz hydrogène sulfuré contenu dans l'eau,
et que celle-ci laisse sans cesse exhaler, produit des
effets chimiques qui ne doivent point être passés sous
silence. Nous voulons parler des incrustations jaunâtres qu'on trouve sur les parois de la voûte qui recèle
la source de l'eau minérale. Ces incrustations qui sont
très nombreuses, offrent à leur surface de petits cristaux salins parmi lesquels se trouve du sulfate calcaire. Elles sont d'une acidité bien prononcée, altè-
rent fortement le linge et rougissent le drap coloré en
noir. Nous n'énoncerons point ici les propriétés chimiques de ces incrustations, dont l'existence sur les
murs qui avoisinent les eaux sulfureuses, a fixé, il y
a long-temps, l'observation de quelques chimistes.
Nous dirons seulement qu'elles contiennent quelques
atomes de soufre, et qu'elles doivent leur acidité à du
sulfate acidule d'alumine, sel de la formation duquel
l'auteur célèbre de l'analyse des eaux minérales d'En-
ghien, a le premier donné l'explication.

Quant au soufre dont on observe l'existence sur

dont l'existence est démontrée par ce qui a été dit jusqu'à présent.

---

quelques-unes des incrustations qui avoisinent les bains de Gréoulx, provient-il de la décomposition du gaz hydrogène sulfuré par le contact de l'air ? Ne pourrait-on pas admettre que le gaz hydrogène sulfuré est condensé par le carbonate de chaux que la voûte offre à sa surface, et qu'il se forme ainsi des hydro-sulfures qui déposent du soufre, en passant à l'état de sulfure hydrogénée par l'action de l'air et de l'eau.

Il est vraisemblable que ce phénomène a lieu par le laps du temps, et que la présence de l'eau, qui humecte continuellement la voûte, en facilite l'existence.

Action du calorique sur l'eau.

Analyse du produit fourni par l'évaporation.

Les phénomènes que présente l'examen physique de l'eau minérale, nous ont porté à examiner aussi ceux qu'elle offre, lorsqu'à son issue de la source on la soumet à l'action du calorique. Voici en peu de mots de quelle manière celui-ci agit sur l'eau.

Dès que l'action du calorique sur l'eau minérale se manifeste, il se dégage d'abord des bulles qui troublent l'eau de chaux à travers laquelle on les fait passer (1); l'odeur de l'hydrogène sulfuré

_____

(1) Pour déterminer la quantité d'acide carbonique libre, nous avons eu recours à l'eau de chaux. Celle-ci, mêlée avec un poids déterminé d'eau minérale, nous a fourni du carbonate calcaire, dont la

s'affaiblit et disparaît même bientôt. Il se
forme ensuite une légère pellicule à la
surface du liquide, et celui-ci dépose, à
fur et à mesure qu'il se réduit en vapeurs,
quelques-uns des petits flocons filamenteux dont nous avons indiqué ailleurs
l'existence dans l'eau minérale (1); éva-

---

masse a été isolée par le calcul de celle appartenant au
même sel existant tout formé dans l'eau. En détermi-
nant, d'après les proportions du carbonate de chaux
données par Bergman, la quantité d'acide carbonique
libre que nous avons obtenue, nous trouvons qu'il
existe dans deux livres d'eau minérale, 16 pouces
cubes d'acide carbonique, celui-ci pesant 0 gr., 695
le pouce cube.

(1) Aux propriétés physiques déjà désignées qu'affecte cette substance floconneuse, on doit joindre
celles qui suivent : elle exhale du gaz hydrogène sulfuré lorsqu'on la met en contact avec l'acide sulfurique, effet qui n'a pas lieu lorsque cet acide agit sur
des flocons bien lavés; ceux-ci traités avec l'eau
ne s'y dissolvent pas. Cette dissolution est pourtant
opérée par la nature, puisque l'eau minérale, très

porée jusqu'aux trois quarts de sa masse, l'eau minérale laisse sur les parois du vase évaporatoire une trace blanchâtre bien marquée, dont on observe, au reste, l'existence au commencement de l'évaporation, mais d'une manière moins sensi-

---

limpide à la source, dépose ces petits flocons filamenteux lorsqu'elle éprouve l'action du calorique et celle du fluide aérien. Ils donnent de l'ammoniaque, d'après Darluc, lorsqu'on les traite à la cornue, et fournissent un charbon dans lequel on trouve du fer. C'est cette substance floconneuse que cet auteur avait désignée sous le nom de bitume. Quoique nous ayons dit ailleurs que cette substance offrait un aspect blanchâtre, nous observerons néanmoins que les flocons qui la constituent deviennent noirs lorsqu'ils éprouvent pendant quelque temps le contact du sol argileux sur lequel coule l'eau minérale,

Cette coloration des flocons que déposent beaucoup d'eaux sulfureuses, ne dépend, comme l'a observé le célèbre Fourcroy, que de l'action du fer contenu dans l'alumine, sur l'hydrogène sulfuré condensé dans ces flocons.

ble. La substance qui y donne lieu est légèrement salée, et l'analyse y démontre du carbonate de chaux mêlé de quelques atomes de muriate de soude. Si, à cette époque, on examine l'eau minérale, celle-ci n'a plus la saveur qu'elle offrait avant l'évaporation ; son goût salé est devenu plus prononcé ; l'astriction qu'on y trouvait n'existe plus. Ainsi rapprochée, l'eau dépose, par l'action continuée du calorique, de petits cristaux salins sur les parois du vase, cristaux que leur saveur seule fait reconnaître pour du muriate de soude.

Enfin, par l'entière évaporation du liquide, celui-ci fournit un produit blanchâtre, d'un goût salé, et dont la propriété hygrométrique devient très sensible lorsqu'il éprouve pendant quelques jours l'action de l'air.

Ce n'est point de ce produit obtenu à la source même, et dont on a négligé de connaître la quantité, que nous pouvons désigner la nature chimique; celui que nous allons analyser a été obtenu à Marseille, où nous avons fait transporter de l'eau minérale.

Il est inutile de décrire les phénomènes que l'eau présente dans ce dernier cas, lorsqu'on la soumet à l'action de la chaleur. Ajoutons seulement que l'eau a été privée, avant l'évaporation, de la petite quantité d'hydrogène sulfuré qu'elle contenait. Un produit de six gros et trente-cinq grains a été le résultat de l'évaporation de vingt-quatre livres d'eau minérale. Nous avons indiqué quelques-unes des propriétés qu'affecte ce produit; voyons maintenant celles qu'il offre lorsqu'on le soumet à l'action successive de l'alcool, de l'eau distillée froide et chaude, et qu'on le traite avec l'acide muriatique.

Ce produit n'est pas attaqué bien sensiblement par l'alcool; trois onces de celui-ci très rectifié et employé en deux fois, lui enlèvent pourtant vingt-cinq

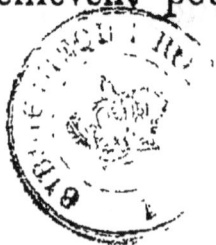

2...

grains de sa masse. Le liquide alcoolique
qui sert à cette expérience, séparé du
produit par la filtration, conserve encore,
lorsqu'il est filtré, son état incolore. Soumis à l'action du calorique il dépose, pendant l'évaporation, quelques petits cristaux, pesant environ quatre grains, cristaux que leur saveur et l'emploi des réactifs font reconnaître pour du muriate de
soude. Si on volatilise en entier la liqueur
alcoolique, on obtient un produit salin,
dont la dissolution dans l'eau présente
les propriétés suivantes : Elle est incolore ; l'eau de chaux la trouble et en pré-
cipite de la magnésie ; le nitrate d'argent
s'y muriatise. L'expérience prouve encore qu'outre le muriate de magnésie reconnu par ces deux réactifs, la liqueur
aqueuse contient quelques atomes de sulfate de chaux, dont la présence est décé-
lée par l'oxalate ammoniacal et le muriate de baryte.

Le produit inattaquable par l'alcool,

se dissout presqu'en entier dans huit fois
son poids d'eau distillée froide. Celle-ci,
ensuite filtrée, est transparente, incolore et d'un goût salé très prononcé.
Traitée avec l'eau de chaux, cette dernière ne la louchit pas; le nitrate d'argent
y occasionne promptement la formation
d'un précipité lourd et abondant. L'oxalate ammoniacal et le muriate de baryte
la troublent légèrement. Elle fournit, par
l'évaporation, de petits cristaux de muriate de soude, parmi lesquels se trouve
une quantité peu appréciable de sulfate
calcaire.

Ainsi traité par l'alcool et l'eau distillée
froide, le produit n'offre plus qu'un gros
et treize grains de masse, dans laquelle
on trouve des filaments que recouvre une
substance pulvérulente et blanchâtre. Les
filaments qu'on isole de cette dernière, à
l'aide de diverses lotions faites avec l'eau
distillée froide, pèsent huit grains. L'eau
qui sert à cette expérience tient en divi-

sion le corps pulvérulent désigné, auquel
est dû l'aspect louche que l'eau présente
alors. Soumise à l'évaporation, elle fournit un produit pesant un gros. Ce dernier, traité avec l'eau distillée bouillante,
perd vingt grains de sulfate calcaire, sel
dont l'existence dans la dissolution nous
est démontrée par l'oxalate ammoniacal
et le muriate de baryte qui y forment des
précipités. Enfin, ce que l'eau distillée
bouillante ne peut dissoudre, se dissout
en entier et avec effervescence dans l'a-
cide muriatique. L'examen de cette dissolution n'offre que du muriate de chaux,
ce qui nous prouve que la substance traitée avec l'acide muriatique n'est que du
carbonate calcaire.

Il résulte de ces diverses expériences
que vingt-quatre livres d'eau minérale
contiennent :

Gaz hydrogène sulfuré, quantité indéterminée.

Acide carbonique 192 pouces cubes.

Muriate de soude	5 gros 5 grains.
Muriate de magnésie	21
Sulfate calcaire	20
Carbonate de chaux	56
Matière floconneuse	8
Perte	7

TOTAL   6 gros 55 grains.

~~~~~~~~~~~~~~~~~~~~~~~~~~~~~~~~~~~~~~~

CHAPITRE III.

APPLICATION DES EAUX THERMALES DE
GRÉOULX, AUX DIFFÉRENTES MALADIES
DANS LESQUELLES ELLES CONVIENNENT.

———

LES qualités physiques d'une eau minérale
thermale connue, et ses qualités chimiques
déterminées d'une manière rigoureuse,
peuvent-elles nous faire apprécier toutes
ses vertus médicinales, et ne doit-on pas
supposer dans ce liquide l'existence d'un
agent très actif qui a échappé jusqu'à ce
jour aux recherches des chimistes, et qui
doit en constituer le principal moyen
curatif? Chaptal était sans doute bien
pénétré de cette vérité, rapporte Patis-
sier (1), lorsqu'il a dit que ceux qui

———

(1) Traité des eaux minérales.

s'occupent de l'examen des eaux minérales thermales, ne peuvent qu'analyser le
cadavre de ce liquide. C'est donc d'après
l'expérience , fruit des observations faites
sur les lieux, et d'une manière rigoureuse,
qu'on doit reconnaître dans les eaux
thermales les propriétés dont elles sont
douées; alors on ne les emploiera que dans
des cas où elles ne doivent jamais nuire,
quelquefois soulager, et le plus souvent
triompher. Bordeu ne connaissait point
l'analyse des eaux de l'Aquitaine ; quel est
celui qui en a fait de plus heureuses appli-
cations? Loin de nous l'idée de croire
que la connaissance des qualités physiques et chimiques d'une eau minérale ne
soit d'aucune utilité; nous apprécions tous
les avantages qu'on peut en retirer , soit
sous le rapport de la classification , soit
sous le rapport du mode d'usage qu'on
doit suivre pour son administration dans
les divers cas de maladie, etc. ; mais nous
le répétons, les observations doivent

principalement nous guider dans l'emploi de ce moyen ; nous en venons de suite au résultat de notre expérience.

Après avoir vu sous quelle forme se présentaient les principes dont les eaux de Gréoulx sont imprégnées , il est évident que leur caractère salin et les gaz qu'elles contiennent les excluent du traitement des maladies aiguës. Elles portent avec elles une impression de chaleur dans tout le corps , et l'exercice est nécessaire pour qu'elles se distribuent jusque dans les plus petits vaisseaux. La langueur , la faiblesse et la fièvre, compagnes ordinaires des maladies aiguës , leur donnent par conséquent une entière exclusion. Mais il en est beaucoup dans la classe des chroniques , qui trouveront leur guérison dans leur application. Nous allons voir quelles sont celles qui en retirent le plus d'avantage.

§. Ier.

Fièvres intermittentes quartes.

Buret rapporte, dans le journal de Médecine militaire, que les eaux de Gréoulx produisirent d'excellents effets dans une épidémie de fièvres intermittentes.

———

§. II.

Dégoûts, douleurs d'estomac, pâleur, engorgement des viscères abdominaux, etc.

Ire. OBSERVATION.

M. B..., âgé de quarante-six ans, d'une forte constitution, d'un tempérament bilioso-sanguin, et d'une grande susceptibilité nerveuse, était en proie depuis plusieurs années à des peines mo-

3

rales très profondes. C'est en partie à
cette cause et à l'abus des plaisirs de la
table que l'on a attribué chez lui le déran-
gement des digestions qui se faisait
remarquer depuis deux ou trois ans. La
crainte de quelque engorgement abdo-
minal détermina M. B.... à appeler en
consultation plusieurs médecins, qui,
après avoir exploré attentivement le bas-
ventre, déclarèrent à l'unanimité qu'il
était exempt d'obstructions. A ce trouble
des digestions, que le malade ressentait
principalement la nuit, s'était joint une
sorte de vertige ou d'étourdissement qui
excitait une sensation semblable à celle
qu'on éprouve lorsqu'on est menacé de
défaillance. L'usage des eaux en boisson
et en bains, pendant vingt-cinq jours, a
rétabli la santé de M. B....

2e. OBSERVATION.

Un militaire, âgé de quarante-quatre

ans, d'un tempérament sanguin et robuste, ayant eu, il y a quelques années,
une éruption dartreuse aux jambes, accompagnée d'une démangeaison incom-
mode, après la disparition de laquelle
l'estomac faisait mal ses fonctions, éprou-
vait toujours un soulagement marqué par
le retour de cette humeur ou de cette irri-
tation aux extrémités inférieures. Les indigestions étaient d'autant plus fréquentes
que cette éruption tardait à reparaître.
Lorsque le malade s'est rendu aux bains,
il y avait dix-huit mois qu'il était sujet à
un vomissement, qui avait lieu quelques
heures après le repas, et quels qu'aient
été les moyens qu'on ait employés (petit
lait, sucs d'herbes, anti-spasmodiques
intérieurement, fomentations emmol-
lientes, bains de pieds sinapisés, vésicatoires aux extrémités inférieures), l'estomac n'avait pu reprendre son ton ordinaire, et les jambes se couvrir de cette
éruption dont nous venons de parler, et

3..

qui avait disparu la dernière fois par l'application d'un acide. Après trois jours de l'usage des eaux en boisson et en bains, l'éruption avait reparu aux jambes, et les forces digestives s'étaient rétablies immédiatement après. Ce militaire est resté néanmoins aux bains pendant un mois, et lorsqu'il est parti la démangeaison qui l'incommodait si fort avait cessé, sans que les digestions aient été dérangées.

3e. OBSERVATION.

Mlle. ***, âgée de vingt-trois ans, d'un tempérament éminemment nerveux, atteinte depuis plusieurs années d'un engorgement du foie, occasionné par des moyens violents dont elle avait usé pour se débarrasser des accès de fièvre quarte extrêmement rebelles, a fait usage des eaux pendant un mois consécutivement. Les symptômes les plus fatigants de cette maladie, douleur et gonflement à l'hypocondre droit, voix altérée, douleur à l'épaule droite, figure et conjonctive jaunâtres, avaient presque disparu, au point que cette jeune personne a pu se livrer aux occupations auxquelles elle avait été obligée de renoncer.

Le défaut d'appétit, les douleurs d'estomac qui dépendent de relâchement ou d'atonie (*voyez* l'Observation première), l'amas des viscosités qui tapissent le canal intestinal, le dégoût, la pâleur du visage, les nausées, les vomissements (*voyez* l'Observation seconde), les rapports aigres, les longues diarrhées, les flux séreux, les maladies des viscères qui dépendent d'une lenteur dans leurs fonctions, les sécrétions languissantes dans le foie, la jaunisse, le calcul biliaire, les obstructions internes (*voyez* l'Observation troisième) auxquelles on reconnaît un caractère d'empâtement, les affections du bas-ventre avec un pouls lent, inégal, petit, concentré dans des sujets peu irri-

tables , qui pêchent moins par chaleur
que par un tempérament pour ainsi dire
froid et peu actif, reçoivent un prompt
soulagement des eaux de Gréoulx, surtout
si les malades les prennent avec sagesse
et modération, et que, munis d'un conseil
salutaire, ils en dirigent l'application
selon les tempéraments, l'âge et la maladie pour laquelle ils en font usage. C'est
pourquoi il les faut prendre tantôt à
petite dose, tantôt à haute dose ; préférer,
quand il convient, la boisson aux bains ,
ou ceux-ci à la boisson , ou user alterna-
tivement de l'une et des autres.

§. III.

*Maladie des reins et de la vessie, dou-
leurs néphrétiques, catarrhe de la
vessie.*

4ᶜ. OBSERVATION.

Madame Paré de Cuers souffrait de
cruelles douleurs néphrétiques depuis
six mois, par la présence de petits calculs
dans les reins. Elle avait de fréquentes
suppressions d'urine et vomissait alors
tout ce qu'on lui donnait. Les eaux en
bains, en douches et en boisson, lui firent
rendre au bout de quelques jours, dans
les urines, une quantité de pierres plus
grosses que des pois, et leur usage répété
la guérit radicalement.

M. Arduin, bourgeois de Sparron sur
le Verdon, atteint de la même maladie,
y recouvra peu à peu la santé.

§. IV.

Flueurs blanches, suite de couches ; dépôt laiteux.

Nos eaux guérissent encore les pertes
en blanc qui désolent quantité de femmes, surtout celles qui habitent les villes,
les rendent faibles, languissantes, stériles,
et les conduisent souvent à l'hémoptysie,
à la maigreur, aux douleurs d'estomac,
à la cachoxie, à la bouffissure, etc ; elles
ne pardonnent pas même aux femmes les
plus laborieuses : mais elles attaquent
principalement les mères qui ne nourris-
sent point leurs enfants. L'humeur lai-
teuse en stagnation dans ses couloirs, est
alors obligée, par son abondance et son
âcreté, à refluer sur des parties que la
nature n'avait pas destinées à la recevoir :
de là ces suites de couches, souvent funestes, ces dépôts laiteux, ces tumeurs
indolentes dans le bas-ventre, des pertes

en blanc , qui deviennent quelquefois si opiniâtres qu'il est impossible de les tarir.

Les jeunes filles , avant comme après la puberté, n'en sont point exemptes ; elles doivent souvent cette incommodité à leurs goûts bizarres et singuliers pour les mauvais aliments et les crudités, à un usage précoce du café et d'autres boissons chaudes et relâchantes , enfin aux passions de l'âme, nourries par la mélancolie et l'oisiveté.

Ces maladies , gardées long-temps , deviennent presque toujours incurables ; elles peuvent dégénérer en squirrhe dans le corps de la matrice ou des ovaires, en abcès de mauvais caractère , en ulcère carcinomateux , qui préparent à une mort lente et cruelle.

L'estomac, la poitrine, sont ordinairement affectés dans les flueurs blanches rebelles ; les digestions sont lentes, paresseuses , les rapports aigres ; le relà-

chement, la diarrhée leur succèdent, ou
bien une spulation fréquente, la toux,
des crachats suspects, des sueurs irrégu-
lières, un état d'abattement et de langueur, l'irritabilité des nerfs et la séquelle
affligeante des vapeurs, souvent plus à
craindre que la mort même.

Nos eaux, prises en boisson à petite
dose, dissipent peu à peu ces sortes de
maux ; les bains viennent à l'appui de ce
traitement, et dans les tempéraments
relâchés elles font cesser ces écoulements
contre nature. Il n'est pas rare de les voir
augmenter pendant qu'on fait usage des
eaux minérales : il le faut même en plusieurs occasions, pour obtenir l'effet que
l'on se propose ; on doit en être prévenu
pour ne pas les interrompre aussitôt,
comme on le voit pratiquer à quelques-
uns ; mais par le ressort qu'elles donnent
aux vaisseaux, par l'écoulement des mauvais sucs et le bien qu'il en résulte d'ailleurs pour les digestions, l'on voit avec

plaisir le flux opiniâtre diminuer insensiblement et la santé se rétablir.

Les bains prescrits dans une chaleur proportionnée aux tempéraments des malades et à l'éréthisme des nerfs, les douches, les injections, les lavements des eaux minérales, souvent répétés, sont de puissants secours contre une affection compliquée, et qui élude les meilleurs remèdes.

Les médecins et les chirurgiens accoucheurs sont en coutume de prescrire la boisson des eaux Gréoulx avec beaucoup de succès aux femmes qui relèvent de couches; elles servent à les délivrer entièrement, par la voie des selles et des urines, de tous les sucs qui peuvent séjourner encore dans les vaisseaux de l'utérus, et à ramener plus tôt le cours de leurs évacuations périodiques.

§. V.

Paralysie, Engourdissement des membres.

5e. OBSERVATION.

Un enfant, âgé de huit ans, avait joui jusqu'à cette époque d'une bonne santé ; à la suite de quelques indigestions occasionnées par des fruits verts, cet enfant eut une fièvre gastrique, compliquée par la présence des vers dans le tube intestinal ; on employa les moyens les plus énergiques, qui firent bientôt disparaître les symptômes de cette affection ; mais les membres inférieur et supérieur du côté droit furent paralysés. Ces parties avaient conservé leur embonpoint et leur sensibilité ; la jambe était moins faible que le bras ; les muscles externes de ce dernier, le deltoïde, les extenseurs des doigts étaient complètement paralysés, ce qui donnait lieu à la flexion des doigts dans la main, du poignet sur l'avant-bras, celui-ci sur le bras ; ce dernier était appliqué contre le tronc.

Vingt-cinq bains, vingt douches sur la colonne vertébrale et sur les endroits affectés, et l'eau prise intérieurement et en quantité déterminée, d'après l'âge de l'enfant, ont remis entièrement ces parties dans leur état naturel.

6ᵉ. OBSERVATION.

Un maréchal ferrant, âgé de soixante ans, d'un tempérament lymphatique, eut, à la suite d'une attaque d'apoplexie, une hémiplégie, dont les symptômes avaient été diminués par l'usage bien entendu des moyens employés en pareil cas. Le moral de cet homme était extrêmement affecté ; sa crainte était d'autant mieux fondée, que sa mère et une de ses sœurs sont mortes à la suite d'une affection de ce genre. Ce malade a pris les eaux en bains, boisson et douches : il n'a éprouvé qu'un léger soulagement de leur usage.

7ᵉ. OBSERVATION.

Le sieur Roux, médecin, certifie que la dame Boyer, religieuse , assistante au monastère des Ursulines de Vallansole, avait souvent des éblouissements et des faiblesses qui la rendaient paralytique de quelques parties du corps, et que les eaux minérales de Gréoulx , *comme par miracle*, ce sont ses termes, lui rendirent entièrement la santé.

Bordeu a fait observer que dans les hémiplégies et les paralysies , qui étaient la suite d'une affection des premières voies, les personnes qui en étaient atteintes devaient éprouver un grand soulagement par l'usage des eaux minérales sulfureuses thermales qui, prises convenablement, remettaient les organes digestifs dans leur état naturel ; mais lorsque ces maladies étaient la suite d'une attaque d'apoplexie, ces mêmes eaux ne pouvaient point produire des effets aussi avantageux. Dans ce dernier cas, elles peuvent être utiles, cependant en agissant comme moyen révulsif ; ceci nous explique parfaitement les divers résultats d'un même traitement, suivi par les personnes qui font le sujet des trois observations précédentes. Darluc avait très bien senti cette différence, puisqu'il dit : Nos eaux ne font pas moins de bien à la paralysie du corps, à la stupeur ou engourdissement des membres, *qui ne sont point les suites de l'apoplexie*, ni de quelque blessure considérable qui ait détruit les nerfs.

8e. OBSERVATION.

M. Sauteron, chirurgien à Trans, près de Draguignan, eut recours aux eaux minérales de Gréoulx par notre conseil ; il était pris d'un tremblement universel

de tout le corps , avec des vertiges presque continuels qui le menaçaient d'un
accident d'apoplexie , ou du moins de
paralysie aux parties inférieures du corps
dont il avait peine à se servir. Il ne pouvait marcher sans le secours d'un guide ,
qui le soutenait continuellement et l'empêchait de tomber , et ne goûtait un peu
de repos que lorsqu'il était couché. La
première fois qu'il vint aux eaux, en 1766,
il en reçut un notable soulagement, et par-
vint à se promener tout seul , sans aide et
sans appui; la seconde année, ses tremblements disparurent totalement ; et il a été
si bien guéri à la troisième , qu'il jouit
depuis lors de la santé la plus parfaite. Il
l'atteste lui-même par sa lettre du 24 août
1774.

§. VI.

Vapeurs hystériques ; Maux de nerfs ; Convulsions ; Hypocondrie ; etc.

Il est une autre maladie trop fréquente, trop multipliée aujourd'hui, pour ne pas nous y arrêter un moment. On voit bien que nous entendons parler de ce qu'on appelle vulgairement *vapeurs* ou maux de nerfs, genre d'affection aussi répandue qu'elle est rebelle, attachée surtout au sexe, dont les nerfs plus fins, plus déliés dans une organisation délicate et sensible, jointe à une imagination vive et ardente, sont plus susceptibles de mouvements désordonnés et de contractions spasmodiques qui portent le désordre dans toute l'économie animale. Les viscères digestifs s'énervent, l'estomac se dérange, le chyle devient âcre, les sécrétions ne se font plus dans l'ordre accoutumé ; le trouble, l'alarme, accompagnent un état si péni-

3.

ble ; les douleurs, les flatuosités et beaucoup de maux plus dangereux encore en
sont les suites. Les hommes ne sont point
exempts de pareils symptômes, dans
l'hypocondrie surtout.

L'on observe que les voyages, la dis-
sipation, le travail, l'air de la campagne,
une vie sobre et réglée, l'exercice, peu
de passions, la gaîté, la tranquillité d'esprit, sont les meilleurs remèdes à ces sortes de maux. Les eaux minérales acidu-
les, les thermales savonneuses, entrent
pour beaucoup dans leur guérison. L'on
trouvera dans les eaux de Gréoulx une
partie des avantages spécifiés ci-dessus,
avantages qu'il ne faut pas négliger de se
procurer quand on le peut, puisqu'ils
doivent si bien concourir au succès.

La souplesse, l'onctuosité de nos eaux
distendent les nerfs irrégulièrement contractés, enlèvent leur spasme, relâchent
la peau, et déterminent les humeurs à se
porter à leurs différents couloirs. Elles

dissolvent les sucs visqueux de l'estomac,
dissipent les gonflements des intestins et
la passion flatueuse, innée pour ainsi
dire avec l'état hystérique. Mais il faut savoir diriger l'administration de ces eaux
salutaires, et ne pas imiter deux dames
que nous trouvâmes un jour à Gréoulx,
atteintes de vertiges vaporeux, d'ébran-
lement, de tension et de roideur dans les
nerfs, avec des urines abondantes et
aqueuses. Elles se plongeaient imprudem-
ment tous les jours dans les bains les
plus chauds. Il en résulta plus d'irrégu-
larité dans l'oscillation des nerfs, des
douleurs de tête, des migraines, des
éblouissements, qui leur firent abandon-
ner trop tôt un secours qui, un peu
mieux administré, aurait opéré leur
guérison.

Il faudra prendre nos eaux, dans ces
sortes de cas, avec plus de ménagement
et de prudence, n'en boire que de petites
doses, n'user que des bains tempérés,

depuis le vingt-quatrième degré du thermomètre de Réaumur, jusqu'au vingt-
sixième. On accompagnera la boisson des
eaux et les bains, des délayants et des
anti-spasmodiques, pour venir ensuite
aux douches sur l'épine du dos, précé-
dées de quelques frictions sèches.

----

§. VII.

*Suppurations internes ; ulcères au pou-
mon ; phthisie ; asthme, etc.*

Les eaux sulfureuses détergent les ulcères, ramollissent les callosités, favori-
sent la suppuration, et accélèrent la cicatrice. Ces considérations les ont fait
employer dans les suppurations internes,
dans l'ulcère au poumon après la rupture
des vomiques, tant pour guérir la phthisie commençante, que pour la prévenir.
On ordonne les eaux de Barége, de

Lutz, de Cauterets en Bigorre, les eaux
Bonnes, dans la vallée d'Ossan en Béarn,
celles du Mont-d'Or en Auvergne, pour
l'émopthysie accompagnée de chaleur et
d'acrimonie, pour la phthisie tuberculeuse, pour l'asthme, pour les affections
catarrhales rebelles, dans les premiers
degrés de l'ulcère au poumon, pour
faciliter la rupture des vomiques, etc. Ces
eaux se marient parfaitement avec les délayants, les vulnéraires, et le lait dont les
phthisiques s'accommodent très bien.
On a la précaution de les administrer à
petites doses et de tempérer les bains que
l'on prescrit au commencement de cette
maladie : nous en avons vu de très grands
effets. Mais peut-on dire la même chose
de nos eaux, qui renferment à *certains
égards les mêmes principes?* L'expé-
rier ce n'a point encore confirmé de pareilles propriétés. Salines, comme elles
sont, il y aurait à craindre qu'elles ne
fussent trop stimulantes dans l'hémop-

thisie et surtout dans la phthisie; en
échauffaut trop les malades, elles amène-
raient une plus grande fonte dans les humeurs; et loin de cicatriser l'ulcère nais-
sant, ou d'éloigner la cause prochaine de
l'hémorrhagie, elles la favoriseraient
encore plus. Il faudrait en user alors avec
les plus grandes précautions pour les
rendre utiles. Elles ne réussissent même
pas toujours à Barège et à Cauterets, et
l'on a garde de les prescrire aux phthisiques un peu avancés, dont elles termi-
neraient plutôt les jours. On les interdira
donc chez nous à de pareils malades. On
pourra seulement les ordonner pour les
affections catarrhales, pour l'asthme hu-
morique, qui peut se guérir par une ex-
pectoration louable, et pour les affections
de poitrine où la chaleur ne prédomine
point; on les prendra alors tantôt seules,
tantôt coupées avec des décoctions pec-
torales, ou avec le lait, et à petites doses,
en les tâtonnant, pour ainsi dire, afin

d'être plus sûr de leur effet. Par la même raison, les hydropiques, les personnes atteintes d'œdème, s'en abstiendront absolument.

---

§. VIII.

Obstructions aux glandes, tumeurs froides; plaies fistuleuses.

9e. OBSERVATION.

M. ***, âgé de 34 ans, d'un tempérament lymphatique, avait, depuis plusieurs années, une glande sous-maxillaire du côté droit, engorgée et si rénitente, qu'on n'avait pu, par aucun moyen, l'amener à une bonne suppuration, ni la faire résoudre. Les douches sur cette partie développèrent une légère inflammation qui favorisa la résolution de cette tumeur.

10ᵉ. OBSERVATION.

Mademoiselle F..., âgée de vingt-deux ans, d'un tempérament lymphatique, fut atteinte, il y a environ trois ans, à la suite d'une suppression des menstrues, qui reparurent quelque temps après, et coulèrent depuis lors d'une manière régulière, d'une fluxion à la joue droite, fluxion qu'on avait crue occasionnée par une dent cariée, qui fut arrachée sans que celle-là diminuât. Un dépôt se forma et fut ouvert dans l'intérieur de la bouche ; la suppuration tarie, une douleur au côté droit de la poitrine, et qui rendait la respiration un peu pénible, se fit ressentir peu après. Celle-ci ayant disparu, l'articulation cubito-humérale droite fut quelque temps douloureuse sans donner aucun signe d'inflammation extérieure. Cette douleur augmentait sans cesse, sans que cette partie du membre supérieur présentât aucun autre symptôme; ce qui fit présumer aux médecins qui furent consultés, que la capsule synoviale de cette articulation était enflammée. En conséquence, deux vésicatoires furent placés autour, mais sans avantage. On appliqua dix sangsues sans qu'il s'ensuivît aucun soulagement. Une inflammation lente, extérieure, se manifesta, et fut traitée selon les règles de l'art, pour l'amener à une bonne suppuration. Un traitement intérieur concourut à améliorer la santé de cette jeune personne, qui avait été bien altérée, sans dissiper l'affection de l'articulation qui était, quand la malade s'est rendue aux eaux, dans cet état : deux plaies fistuleuse, l'une à la partie postérieure et l'autre à la partie interne et supérieure de l'avant-bras suppuraient beaucoup. Le bras et l'avant-bras étaient émaciés et l'articulation prodigieusement gonflée : il y avait ankilose incomplète. Après un mois de l'usage des eaux, prises sous toutes les for-

mes, cette demoiselle a vu ses plaies se
cicatriser; la douleur et le gonflement de
l'articulation avaient disparu, et le bras
et l'avant-bras avaient presque repris leur
grosseur ordinaire. Il a fallu néanmoins
laisser ankiloser l'articulation, la douleur
et la suppuration augmentant au moindre
mouvement. A cette indisposition près,
cette demoiselle est partie en santé.

---

§ IX.

Vieilles blessures, plaies, maux véné-
riens, etc.

11ᵉ. OBSERVATION.

Un capitaine de vaisseau, âgé de cin-
quante-cinq ans, d'un tempérament sanguin et d'une grande susceptibilité nerveuse, avait reçu, depuis longues années,
une blessure sur le sommet de la tête,
qui avait laissé une large cicatrice. Ce militaire ressentait parfois dans cette partie

des douleurs assez vives, et toujours une douleur sourde. Les douches ont fait disparaître entièrement cette incommodité.

12ᵉ. OBSERVATION.

M. ***, âgé de cinquante ans, avait eu une maladie de poitrine d'un caractère extrêmement grave, et pour laquelle on avait appliqué des vésicatoires aux jambes; les plaies qui en étaient résultées, n'avaient pu se cicatriser, malgré les soins qu'on avait pris pour cela. La suppuration était assez abondante pour faire craindre que cette personne, convalescente encore, ne tombât dans une maladie de langueur. Après un mois de séjour à Gréoulx, et avoir suivi un régime prescrit en faisant usage des eaux en lotions et en bains, M. *** a été parfaitement guéri.

Il règne un préjugé qu'il faut détruire. L'on s'écrie de tout côté que les eaux thermales sont contraires aux maux vénériens; que malheur à ceux qui y vien-

nent avec de pareils vices cachés ou non.
Rien n'est plus faux que cette assertion
fondée sur l'erreur. Combien de maladies
vénériennes ne traite-t-on pas tous les
jours avec les plus grands succès aux
eaux des Pyrénées? Combien de personnes infectées n'accourent-elles pas à
ces piscines salutaires, pour y laisser, sous
prétexte de quelque autre incommodité,
ce vice capital dont elles sont infectées?
Combien de militaires ne font-ils pas
usage des eaux dans les douleurs rhuma-
tismales, sans que les maux vénériens,
dont ils sont attaqués, deviennent pour
cela plus graves et plus considérables?
Elles contribuent plutôt à les développer
lorsque leur marche est cachée, ou que
l'on ne fait que les soupçonner.

13e. OBSERVATION.

Un jeune homme avait eu une maladie
vénérienne dont un des principaux symptômes était un ulcère au voile du palais.

Ayant été obligé de suspendre à plusieurs
reprises un traitement prescrit par un
sage praticien, il se crut néanmoins guéri
par la disparition de cet ulcère. Il vint à
Gréoulx pour une autre cause, et pendant l'usage des eaux nous avons vu reparaître au même lieu ce symptôme d'une
maladie, qui se serait sans doute mani-
festée plus tard, et aurait sourdement
miné la bonne constitution de cet indi-
vidu. Un traitement mercuriel n'aurait-il
pas été de suite nécessaire, et le temps
bien opportun? Des affaires obligèrent
ce jeune homme de ne pas prolonger son
séjour à Gréoulx.

Cette observation nous fait faire cette
réflexion : les eaux sulfureuses agissant
d'une manière spéciale sur le système
lymphatique et dermoïde (1), le phéno-

_____

(1) *Voyez* ALIBERT, *Précis des eaux minérales*
(Nouveaux éléments de Thérapeutique et de matière
médicale.)

mène dont nous venons de parler ne doit
point nous surprendre, puisque c'est le
résultat de l'action d'un moyen qui a un
rapport direct avec les parties où siége (1)
la maladie vénérienne, et nous conduit à
conclure que l'effet du mercure, pendant
l'usage des eaux, doit être plus prompt
et plus actif, et la maladie vénérienne
invétérée, disparaître plutôt et d'une
manière plus sûre par l'action combinée
de ces deux moyens.

14ᵉ. OBSERVATION.

Un jeune homme avait un ulcère vé-
nérien, de la grandeur d'une pièce de
dix sols, sur la partie supérieure du gland.
Six frictions pendant l'usage des eaux
firent disparaître cet ulcère. Nous crûmes
cependant prudent de les faire continuer

(1) *Voyez* SWÉDIAUR, *Traité des Maladies vé-*
nériennes.

póur qu'il s'ensuivît une entière guérison.

Nous ne donnons point cette observation comme concluante sur ce que nous
venons d'avancer : nous attendrons le
fruit de notre expérience pour prononcer
nous-mêmes d'une manière plus affirma-
tive. Mais écoutons notre auteur : les
bains, les douches, même associés aux
frictions mercurielles, les guériront (maux
vénériens) plus sûrement (1). Nous avons
vu dissiper aux eaux *sulfureuses thermales*
de Barèges, des maux vénériens invétérés
avec carie des os du nez et du front, qui
avaient éludé plusieurs traitements diri-
gés par les plus grands maîtres, sans qu'on
eût pu modérer même les progrès du vi-
rus; et les malades déjà réduits au marasme, reprendre peu à peu leur embon-

_____

(1) Swédiaur, dans l'ouvrage que nous venons de
citer, fait la même remarque, sans que cependant il
ait recueilli aucune observation à ce sujet.

point, et au moyen des eaux et du mercure administrés de la sorte, être guéris
radicalement.

15e. OBSERVATION.

Sciatique.

Un homme âgé de trente-six ans, d'un
tempérament sanguin, souffrait de fortes
douleurs à la partie postérieure de la
cuisse droite, et jusqu'à la partie supérieure du pied. Il y avait six ans qu'il était
dans cet état, sans avoir pu amender les
souffrances auxquelles il était en proie,
quels qu'aient été d'ailleurs les moyens
dont il ait fait usage pour s'en débarrasser.

Après un mois de séjour ici, il a été
parfaitement guéri. Quelques bains cal-
mèrent un peu les douleurs, qui furent
renouvelées par la douche qu'il prit trop
brusquement. Ayant mis, par notre conseil, plus de ménagement dans son traitement, il en a retiré tous les avantages.

Les bains de vapeurs ont contribué beaucoup à la cure.

------

§ X.

Rhumatismes, Dartres.

Si nous voulions multiplier les observations, ce serait ici le lieu. Mais qui ne
connaît les vertus des eaux minérales,
sulfureuses, thermales, contre ces douleurs que des rhumatismes trop anciens
ont laissées dans les différentes parties
du corps où se trouvent les organes ac-
tifs de la loco-motion et du mouvement,
et contre ces maladies chroniques de la
peau, dont l'étiologie a été si long-temps
ignorée, et qui, grâce aux lumières d'un
habile praticien de nos jours, rentrent
dans la classe de celles auxquelles on peut
appliquer avec succès un traitement mé-
thodique? Nous n'en citerons que quelques-unes prises au hasard sur celles que
nous avons recueillies; car sur cent trente

à cent quarante observations que nous
avons, les deux tiers au moins ont rapport aux deux maladies dont nous trai-
tons dans le même article. Cela suffira,
nous pensons, pour remplir notre but.

16e. OBSERVATION.

Un jeune homme de dix-huit ans, très
robuste, après une longue fatigue, s'étant
mouillé, fut pris d'un rhumatisme universel, que l'on combattit infructueuse-
ment dès le principe. Cette maladie de-
vint chronique, et les douleurs que ressentait le malade, ne s'étaient presque
point amendées par le laps du temps; il
y avait quatre ans que ce jeune homme
était dans cet état pénible de souffrance.
Les extrémités inférieures avaient sensiblement maigri, et les muscles étaient
tellement contractés, que les cuisses étaient
fléchies sur le ventre, et les jambes sur
les cuisses; ce qui empêchait aucun mouvement de ces parties. Après un mois de

séjour à Gréoulx, et avoir fait usage des
eaux sous toutes les formes, boisson,
bains, douches, bains de vapeurs, la santé
de ce jeune homme a été entièrement ré-
tablie.

17e. OBSERVATION.

M. Blanc, de Toulon, atteint d'un
rhumatisme universel qui ne lui laissait
de libre que la langue, avec des douleurs
atroces, et une insomnie habituelle, recouvra la santé aux bains de Gréoulx, à
un tel point qu'il parut aussi libre de tous
ses membres, qu'on peut l'être après de
pareilles attaques.

18e. OBSERVATION.

Dartres.

Deux demoiselles étant presque rédui-
tes au marasme par une affection dartreuse, des boutons et des furoncles, et
qui au temps de leurs évacuations périodiques, dont elles étaient privées, reve-

naient et disparaissaient successivement avec des érosions , des démangeaisons et des cuissons intolérables , reprirent peu à peu leur premier embonpoint par un séjour réitéré aux eaux , et vinrent donner la dernière main à leur traitement l'année d'après.

19ᵉ. OBSERVATION.

M. Créone , officier d'infanterie , qui était pris d'une dartre universelle jusqu'au point de ne pouvoir marcher, eut recours à nos eaux. Après avoir pris quelques bains, la croûte dartreuse rongeante qui lui couvrait tout le corps , tomba. Il en parut si écorché que l'on fut obligé de le tenir enveloppé dans un linge fin que l'on avait soin de tremper dans les eaux pour déterger et dessécher l'ulcère cutané universel qui en était résulté ; peu à peu la cicatrice se forma, et ce militaire fut rétabli sans se plaindre de la moindre chaleur dans les parties où la dartre l'avait si fort tourmenté.

Sans augmenter davantage les observations, nous pensons que celles que nous venons de rapporter dans ce paragraphe, et qui ont rapport aux deux maladies dont il est question, doivent donner une juste idée du succès d'un moyen employé aujourd'hui si fréquemment; d'ailleurs si nous avions besoin d'autorités pour appuyer ce que l'expérience démontre d'une manière si évidente, nous ajouterions : Que quant à l'élément rhumatismal, a dit M. Liquière (Journal complémentaire du Dictionnaire des sciences médicales, tome VIII, 31e. cahier, page 236), les eaux sulfureuses thermales en constituent, pour ainsi parler, le véritable spécifique, si l'on entend par spécifique tout remède qui guérit d'une manière sûre les maladies qui résultent d'un élément morbide déterminé. Je m'explique, continue-t-il, l'élément rhumatismal peut être repré-

senté à l'esprit comme une humeur parti-
culière, qui s'engendre accidentellement
dans le corps, et qui en étant extraite,
laisse l'ensemble des organes dans une
parfaite santé.

Nous ajouterions aussi que les dartres
furfuracées, squammeuses, crustacées, pus-
tuleuses, phlyctenoïdes, la gale, le pru-
rigo, la lèpre, etc., sont combattus avec
un plein succès par l'usage des eaux sulfureuses, a dit Alibert. (*Mat. médicale*,
tome II, pag. 514.)

§. XI.

Goutte.

Les douleurs et les dérangements de
santé quelconques, dit M. Liquière (1),
occasionnés par la goutte, proviennent
de la présence immédiate d'une matière

_____

(1) *Loco citato.*

que les opérations organiques du corps engendrent, sans autre cause directe qu'un état particulier des organes ; or, cet état des organes est dû à l'hérédité ou bien à une longue violation des lois de l'hygiène ; tant qu'il persiste, nul espoir de guérir, et rien au monde n'est plus opiniâtre ; l'on en sent même la raison, puisque, pour la détruire, l'on devrait refondre les organes, leur donner une modification nouvelle, ce qui ne peut arriver que sous l'influence de sucs nourriciers convenables, dont l'élaboration n'a lieu que par le concours de beaucoup de circonstances favorables et très difficiles à obtenir. De sorte que cet état étant toujours en permanence, une foule de causes le mettent en jeu, et de là ce qu'on appelle accès de goutte, qui consistent, pour la plupart, dans le transport du principe goutteux sur quelqu'une des articulations, sur les ligaments, les tendons, etc. ; en un mot sur des endroits autres que les parties nobles du corps. La résolution, qui est leur fin ordinaire, s'opère là, et si par hasard elle se termine avant que le principe goutteux soit épuisé, éliminé tout-à-fait, le transport de la partie de ce principe, qui se forme à la suite, peut se faire ailleurs et compromettre souvent les jours du malade; la douleur locale même est très utile à cet égard, comme puissance attractive, qui retient et fixe le terme du mouvement fluxionnaire. Si le remède de M. Pradier a, dans bien des circonstances, produit de très mauvais effets, c'est en intervertissant l'ordre des phénomènes naturels aux accès de goutte. Cet innovateur a cherché, au moyen d'un épithème fort, à extraire les humeurs goutteuses à travers les pores de la peau; peu à peu déshabituées à se rendre au lieu d'élection, lieu qui laissait au patient les chances les moins pénibles, elles se sont portées sur d'autres organes, dont la lésion a déterminé ou la mort, ou un

surcroît notable de maux. Ce procédé
d'extraction, que l'on me passe le mot, a
un effet comparable et analogue à celui
des eaux thermales, qui par suite entraî-
nent les mêmes inconvénients; aussi les
goutteux ont *presque* toujours à s'en
plaindre. Il ne s'agit donc plus doréna-
vant que de distinguer la goutte de tout
ce qui a du rapport avec elle, afin que
ceux qui éprouvent cette maladie se tien-
nent pour avertis qu'*en général* les eaux
minérales ne leur conviennent point, et que
s'ils persistent à vouloir en faire l'essai,
la justice les empêche d'accuser un remède
qui n'est point pour eux.

Sans doute ces réflexions sont très
judicieuses; mais les observations que
l'auteur rapporte après ne les lui auraient-
elles pas suggérées, car en convenant que
les eaux de Bagnières, de Bigorre, ne sont
point utiles aux goutteux, d'autres eaux
thermales ne pourraient-elles pas mieux
favoriser le changement de *cet état parti-*

culier des organes chez les individus atteints de cette cruelle maladie ? Or, voici ce que nous avons observé :

20ᵉ. OBSERVATION.

M. Bac..., âgé de quarante-trois ans, d'un tempérament bilieux, était depuis long-temps en proie aux douleurs de goutte les plus violentes. On avait épuisé toutes les ressources de la thérapeutique pour calmer les accès, qui se renouvelaient si fréquemment, et étaient si longs, que ce malade était obligé de se tenir au lit une grande partie de l'année. A peine pouvait-il se traîner avec des supports quand il avait quelques moments de calme. Les articulations des mains, des pieds et celles des genoux offraient ce caractère de grosseur particulier aux goutteux, connu sous le nom de *nodus*. Ce malade a fait usage pendant deux saisons des eaux de Gréoulx. L'hiver qui suivit la première, il n'eut qu'un accès qui ne

dura que quinze jours, et à la fin de la
dernière, nous lui avons vu faire quelques exercices du corps, soutenu seulement sur une canne, et sans éprouver
aucune souffrance.

Nous transcrivons littéralement une
lettre qu'on nous a adressée.

21ᵉ. OBSERVATION.

Incertain des résultats que j'obtiendrai
de l'usage des eaux de Gréoulx, je n'avais
osé vous annoncer mon état dans la crainte
tous les jours d'avoir une nouvelle attaque de goutte. Aujourd'hui (22 février
1821) que la saison qui influe tant sur
ces sortes de maladies, est presque entièrement passée, et que plus de six mois se
sont écoulés depuis que je me suis plongé
dans cette piscine salutaire, sans être atteint d'aucune douleur sérieuse, je peux
me livrer à la joie, et vous la communi-
quer, persuadé que vous la partagerez.
Cependant je ne puis marcher sans ap-

pui ; mes nerfs, qui ont tant souffert depuis huit ans, n'ont pas acquis la force
nécessaire pour cela ; mais j'espère qu'en
fréquentant quelques années ces eaux, je
parviendrai à faire un libre usage de mes
jambes.

Signé Au...,

Capitaine retraité.

22ᵉ., 23ᵉ. et 24ᵉ. OBSERVATIONS.

Le révérend père Ferdinand de Ste.-
Marguerite, prieur des Carmes-Déchaus-
sés de la ville de Barjols, atteste que les
eaux de Gréoulx lui ont été très salutaires, et qu'il les a prises avec beaucoup de
fruit pour la goutte. Le sieur Ricaut, de
Riez, accompagné par son chirurgien
aux eaux thermales, tient le même lan-
gage, ainsi que Gaufredy de Montmeyan,
à qui une chute avait procuré de grandes
douleurs depuis deux ans, qui était roide
de tout son corps, qui avait les jambes et
les pieds en contraction, et presque atro-

phiés, et que les eaux guérirent parfaitement.

----

§. XII.

Fièvre lente.

L'on évitera encore de faire prendre les eaux thermales aux malades atteints de fièvre lente, par des obstructions invétérées, par une suppuration interne, ou une squirosité dans les viscères : ce serait un moyen assuré de leur faire perdre leur réputation, par les suites funestes qu'il en résulterait nécessairement. On peut-voir ce que nous avons dit ci-dessus au sujet de la phthisie pulmonaire.

----

§. XIII.

Phthisie turberculeuse et scrophuleuse.

Dans la phthisie scrophuleuse ou tuberculeuse, lorsqu'il n'y a point ou très

peu de fièvre; que l'on crache de temps
en temps des matières puriformes; que
l'on a des glandes, une toux plutôt catar-
rhale qu'inflammatoire, les eaux thermales coupées avec le lait, données à petites doses, peuvent faire beaucoup de
bien. Il en est de même de l'asthme hu-
moral, dans l'intervalle des paroxismes.
On sait que les eaux de Cauterets, aux
Pyrénées, possèdent également cette ver-
tu; mais il n'appartient qu'aux vrais con-
naisseurs de savoir les diriger dans des
cas aussi délicats.

Nous ajouterons encore qu'on ne doit
les administrer qu'avec circonspection
dans les paralysies suivies de convulsions,
d'accidents épileptiques et tremblements,
de peur que la chaleur des eaux et les gaz
qu'elles contiennent, appelant un mouvement fluxionnaire du côté de la tête,
ne renouvellent les accidents; ce qui ne
manquerait pas d'aggraver la maladie.

Nous ne nous étendrons pas davantage

sur d'autres maladies auxquelles peuvent être appliquées utilement les eaux de Gréoulx. Notre expérience nous a prouvé que beaucoup d'affections chroniques, qu'il est difficile de classer nosologiquement, ont cédé à l'emploi de nos eaux, après avoir résisté aux efforts de l'art. Leur action sur les fonctions organiques qu'elles fortifient et ramènent à leur état naturel, l'influence du voyage, le changement d'air, de lieux, de régime et d'habitude, concourent à produire, dans les maladies chroniques, des résultats aussi heureux qu'inattendus.

FIN.

NOTA. Le médecin que la confiance du gouvernement a commis à la direction de l'établissement, invite ceux de ses honorables confrères qui lui adresseront des malades, à les munir d'une consultation propre à l'éclairer sur la nature de la maladie, le tempérament du malade et les indications générales du traitement. Il appliquera à ces utiles instructions son expérience locale, et il ose espérer que les malades se trouveront bien de ce concours de leurs lumières et de son zèle.

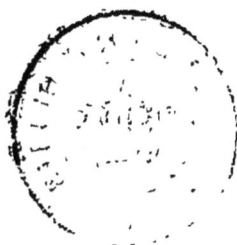